Yin Yoga pour débutants

Des exercices doux et des asanas simples pour réduire le stress, améliorer la relaxation et la santé globale - y compris une séquence d'exemple testée en pratique.

Mira Steen

CONTENU

Ce qui vous attend dans ce livre

Bains relaxants, lecture, tisanes calmantes, lavande, promenades, respiration : ces outils vous semblent-ils familiers dans votre quête d'un meilleur équilibre intérieur et d'une plus grande sérénité ? Vous êtes souvent facilement irritable au quotidien et vous aimeriez pouvoir réagir plus calmement à de nombreuses situations ? Vous êtes souvent au lit le soir et vous vous demandez quand vous pourrez enfin vous calmer et vous endormir ? Dans ce cas, ce guide peut vous aider. Il traite en profondeur d'un type de yoga qui apaise le corps et l'esprit et permet à l'âme de se détendre. Le yin yoga - un contraste avec la vie quotidienne souvent agitée, dominée par le yang. Essayez et trouvez votre propre rituel quotidien, que vous pouvez toujours attendre avec impatience et qui n'est pas seulement bénéfique pour la santé du corps, mais qui apporte également le calme et l'harmonie intérieure auxquels tant de personnes aspirent de nos jours.

Découvrons ensemble les bienfaits du yin yoga et plongeons ensemble plus profondément dans la matière. Comprenez les tenants et les aboutissants de cette pratique et mettez-la en pratique chez vous dès le premier contact avec ce type de lâcher-prise, afin de vous sentir plus en harmonie avec vous-même et d'aborder les petites et grandes aventures de la vie avec plus d'amour et de satisfaction. Respirez profondément, et c'est parti !

Un peu de théorie s'impose

LE YOGA - QU'EST-CE QUE C'EST AU JUSTE ?

Décrire l'histoire, les formes et les courants du yoga en général pourrait certainement remplir plusieurs livres, mais posez-vous cette simple question : comment expliqueriez-vous à quelqu'un ce qu'est le yoga en quelques mots ? Ce n'est pas si simple, même si ce mot est devenu incontournable dans le domaine de la santé et du style de vie. Le yoga est un enseignement philosophique très ancien (environ 3000-4000 ans) originaire d'Inde. Les racines de la philosophie du yoga se trouvent dans l'hindouisme et, en partie, dans le bouddhisme. L'objectif est d'harmoniser le corps et l'esprit.

Cela est favorisé non seulement par de nombreuses activités physiques différentes, mais aussi par différents exercices de respiration et de méditation. Le yoga permet d'apprendre à s'accepter, à être présent à soi-même et à faire l'expérience de l'amour de soi, de l'harmonie et du bonheur. Le but est également de réduire le stress, de se ressourcer et de pratiquer l'attention et la conscience de soi. Plus de 300 millions de personnes dans le monde pratiquent ce sport spirituel et le yoga a même été inscrit au patrimoine culturel immatériel de l'humanité en 2016. Il existe près de 130 types de yoga différents et ce domaine est en constante évolution. Nous nous intéresserons ici à l'une des variantes les plus douces du yoga, le yin yoga, qui convient parfaitement pour s'initier au monde du yoga.

ORIGINE DU YIN YOGA

Cette forme particulière de yoga trouve ses racines dans les années 1980. Le yin yoga a été développé par l'Américain Paulie Zink à partir de différents autres types de yoga, comme le hatha yoga et le tao yoga, et perfectionné par son élève Paul Grilley et son élève Sarah Powers. Cette dernière a également donné son nom au yin yoga.

YIN ET YANG - SIGNIFICATION

Le yin et le yang, le noir et le blanc, la description de deux opposés dont tout le monde a déjà entendu parler. Le symbole circulaire noir et blanc, qui ressemble à deux larmes entrelacées, vient à l'esprit. Chacune d'entre elles porte en son centre un point de couleur opposée. Dans le domaine de la philosophie chinoise, cela explique les deux courants complémentaires de la vie, les deux énergies qui se complètent. Yang - la lumière, l'activité, le mouvement, le jour, le soleil. Yin - l'obscur, le passif, le repos, la nuit, la lune. On pourrait continuer indéfiniment à opposer les deux. Mais ce qui est frappant, c'est qu'il s'agit toujours de composants qui ne s'excluent pas totalement, mais au contraire, qui se conditionnent mutuellement. En d'autres termes, l'un n'existerait pas sans l'autre. Les deux sont nécessaires à l'équilibre et à la balance. Ce symbolisme peut également s'appliquer au corps humain et à l'esprit. D'une part, les régions du corps peuvent être divisées en zones yin et yang. Ainsi, les poumons, le cœur, le foie, les reins et tout ce qui se trouve à l'intérieur du corps appartiennent au domaine du yin, tandis que la vessie, les intestins, la vésicule biliaire et les couches extérieures du corps, y compris la peau, font partie du yang. La médecine traditionnelle chinoise (MTC) explique par cette classification la structure et les modifications pathologiques ainsi que leur guérison et les fonctions physiologiques du corps humain. Mais ce sujet serait trop vaste pour être abordé ici et nous ne nous y attarderons pas.

En ce qui concerne l'activité physique, on peut également distinguer les activités à dominante yin des activités à dominante yang. L'harmonie et l'équilibre des deux forces sont les objectifs des différentes pratiques de yoga. Le yang est exercé par des exercices dynamiques, plutôt axés sur les muscles (ashtanga yoga par exemple), tandis que le yin se caractérise par le maintien de certaines postures pendant une période prolongée. Dans le yin yoga, les muscles sont moins sollicités et les exercices sont effectués en interaction avec la gravité et l'étirement des fascias et des tendons. L'équilibre est le mot magique.

"Le yin yoga est nécessaire pour équilibrer notre culture à dominante yang".
Paul Grilley (fondateur du yin yoga)

POURQUOI LE YIN YOGA ?

De nos jours, il y a autant de possibilités de faire du sport et de s'occuper que d'excuses pour ne pas commencer par elles. Mais pourquoi choisir le yin yoga ? Parce que c'est à la mode, ou parce que vous voulez avoir votre mot à dire si le sujet est abordé lors d'une fête ou avec vos collègues ?

Ce ne sont certainement pas des raisons qui mènent à une pratique durable et à long terme du Yin Yoga. Cependant, demandez-vous ce que je peux faire pour MOI. Qu'est-ce qui est bon pour moi, mon corps et mon esprit ? Comment puis-je réduire le stress (et soyons honnêtes, tout le monde est capable d'énumérer à la volée un certain nombre de facteurs de stress dans sa vie, même s'ils sont différents ou apparemment insignifiants) ? Ou encore : comment puis-je être plus équilibré et moins irritable ? Ces questions résonnent de plus en plus souvent dans votre tête ? Si c'est le cas, la pratique du yin yoga vous aidera certainement.

La motivation doit donc venir de l'intérieur. Vous devez prendre vous-même la décision de changer les choses et d'agir pour votre propre bien-être. L'objectif est d'améliorer votre qualité de vie et de profiter, dans une certaine mesure, de votre sérénité et de votre équilibre au quotidien.

Vous êtes au centre de l'attention. Le yin yoga est une forme lente de yoga avec des asanas (postures) dans lesquelles on reste longtemps, généralement en position assise ou allongée. Cela permet de ressentir son propre corps et de se calmer. Le système nerveux est automatiquement apaisé et vous vous sentez calme, équilibré et détendu après une séance de yin yoga. C'est donc un bienfait pour l'âme et l'esprit. Mais la pratique régulière apporte également d'autres avantages physiques, tels qu'une plus grande souplesse et une musculature plus forte. En outre, vous avez certainement déjà entendu parler de l'entraînement des fascias. Les fascias sont les couches profondes de tissu conjonctif du corps. Ils enveloppent tous les muscles, les os, les tendons et les organes et jouent un rôle important dans la posture et la stabilité ainsi que dans le soutien du travail musculaire.

En raison du manque d'exercice, du stress ou de la surcharge, les fascias peuvent se durcir, s'agglutiner ou se tordre, ce qui peut entraîner différents types de douleurs. Le yin yoga s'adresse précisément à ce tissu conjonctif élastique et lui permet de se détendre et de reprendre ses fonctions. Si tout cela n'est pas une bonne raison pour commencer à pratiquer ce merveilleux type de yoga très rapidement !

F A QUI S'ADRESSE LE YIN YOGA ?

Comme le yin yoga est moins dynamique et évite les mouvements brusques, il présente peu de risques de blessures. Il peut donc être pratiqué par des personnes qui risquent de se blesser dans d'autres sports ou qui ont déjà des problèmes physiques. Il est également possible de sauter des exercices spécifiques à certaines parties du corps ou de les remplacer par des asanas similaires. De plus, l'équipement nécessaire se limite à quelques ustensiles, ce dont nous parlerons plus tard. Il n'est pas nécessaire d'acheter des équipements coûteux ou de suivre des cours, ce qui peut parfois diminuer l'envie de pratiquer cette nouvelle activité avant même de commencer, voire la décourager complètement.

Une expérience dans d'autres types de yoga est certainement un avantage, mais n'est pas nécessaire, car les asanas individuels vous sont expliqués en détail, ce qui vous permet de pratiquer le yin yoga seul chez vous, sur votre tapis de yoga. Le concept global du yin yoga est également un complément bienvenu et un excellent équilibre pour les amateurs d'autres sports, qui peuvent probablement être classés dans la catégorie yang (dynamiques, plus actifs).

Comme l'effet d'un rouleau de fascia, la pratique du yin yoga stimule le tissu conjonctif et libère les éventuelles adhérences dues, par exemple, à une position assise prolongée ou à un manque d'exercice. Si vous avez des problèmes d'articulations ou de colonne vertébrale, consultez votre médecin pour savoir quels mouvements vous devriez éviter ou quels exercices sont particulièrement bénéfiques pour vous soulager.

Il en va de même pour les femmes enceintes. Les exercices peuvent cependant toujours être adaptés aux circonstances et aux besoins individuels. Vous pouvez également décider à tout moment de l'intensité des exercices et découvrir les limites de votre corps. Que votre objectif soit d'améliorer votre forme physique ou votre mobilité, de vous ressourcer et de développer vos capacités mentales ou de vous détendre et de réduire votre stress, la pratique régulière du yin yoga vous permettra de vous en rapprocher.

Dans l'ensemble, le yin yoga convient donc à tous ceux qui souhaitent retrouver leur équilibre intérieur et faire du bien à leur corps et à leur esprit. Mais attention - il y a un certain risque d'addiction à la forme la plus douce du yoga !

DE QUOI AVEZ-VOUS BESOIN POUR PRATIQUER LE YIN YOGA ?

Tout d'abord, vous devez vous sentir parfaitement à l'aise. Cela signifie que vous devez porter un pantalon confortable et un haut qui ne soit pas trop serré. Les vêtements doivent vous permettre de bouger librement tout en réchauffant votre corps. Comme le yin yoga se pratique principalement en position assise ou allongée et qu'il n'est donc pas nécessaire de faire beaucoup d'efforts, vous pouvez par exemple enfiler des chaussettes ou des manchettes en laine chaude.

Il est également recommandé d'adopter le look "oignon", c'est-à-dire de superposer plusieurs couches, ce qui vous permet de continuer à vous déshabiller ou à vous rhabiller en fonction de l'intensité de l'exercice. Placez un tapis de yoga plutôt souple en dessous afin de ne pas compromettre la relaxation sur un sol froid et dur.

Vous pouvez également vous contenter d'un tapis pour essayer les exercices une première fois. Si nécessaire, vous pouvez également utiliser des accessoires tels que des blocs de yoga et des sangles de yoga. Ils sont essentiellement destinés à réduire la distance au sol ou à faciliter les exercices en cas d'immobilité initiale. Ils ne sont toutefois pas indispensables pour commencer le yin yoga. Un simple coussin de canapé ou une couverture pliée ont exactement la même utilité. De même, les facteurs de bien-être extérieurs tels que les bougies parfumées, les bâtonnets d'encens, un délicieux thé préféré avant ou après la séquence de yin yoga, ainsi qu'une musique calme, ne sont pas absolument nécessaires, mais peuvent considérablement aider à se calmer et à se déconnecter pendant les exercices.

Essayez simplement avec le temps ce qui vous convient le mieux ou variez en fonction de l'humeur du jour et de votre humeur. Un environnement calme est une condition préalable importante. Il peut s'agir d'un endroit dans votre appartement ou, pendant la saison chaude, d'un endroit au bord d'un lac, dans le jardin ou tout autre endroit où vous vous sentez bien. En complément, une couverture peut vous apporter une chaleur agréable lors de la relaxation finale ou être placée sous les genoux pour certains exercices afin de rendre la position plus confortable.

Comme vous pouvez le constater, il est en principe possible d'essayer les exercices de yin yoga sans frais supplémentaires. Le marché des magnifiques accessoires de yoga est vaste et vous pouvez choisir vos articles préférés au fur et à mesure, ou bien vous pouvez préférer le purisme et vous concentrer sur l'essentiel en vous procurant l'environnement nécessaire avec des objets que vous possédez déjà dans votre maison. C'est à vous de choisir, et comme toujours : L'équilibre est la clé.

W NOUS NOUS RAPPROCHONS DE LA PRATIQUE

Alors, quand allons-nous commencer à faire des exercices ? Un peu de patience - avant d'aller sur le tapis, vous devez comprendre ce qui est vraiment important dans le yin yoga. Vous devez vous engager pleinement dans les exercices. Au début, vous ne serez pas très à l'aise. Les activités sportives sont plus souvent associées à l'idée de mouvement et d'effort qu'à celle de rester dans une posture et de se calmer, le tout princi-palement en position assise ou allongée. Mais vous serez récompensé de votre curiosité pour quelque chose de nouveau, avec un ancrage exceptionnel, le sentiment d'habiter à nouveau votre corps de manière plus consciente et de lui témoigner de la gratitude. Plongez donc dans le monde merveilleux du yin yoga.

Y in Yoga - c'est parti !

"*Le yoga, c'est 99% de pratique et 1% de théorie*".

C'est à cette citation de Sri Krishna Pattabhi Jois, un yogi indien, que nous répondons maintenant en nous mettant ensemble sur le tapis.

LES E ASANAS INDIVIDUELS

Il existe 25 asanas différents, c'est-à-dire des postures du corps dans le yin yoga. Comme elles sont tenues entre trois et cinq minutes, on n'en choisit et on n'en pratique que quelques-unes dans une séance de yin yoga, plutôt que d'enchaîner une longue série d'exerci-ces. Mais cela dépend bien sûr du temps que vous avez à disposition et de la durée de votre entraînement, il n'y a pas de limite.

Les asanas sont présentées une par une, avec des explications claires sur leur exécution et leurs effets positifs sur le corps et l'esprit. De même, après chaque asana, une posture d'équilibrage vous est décrite, que vous devez adopter après la dissolution de la pose afin de soulager la région du corps qui vient d'être sollicitée et de ressentir l'exercice effectué. Le corps trouve ainsi un équilibre et apprend peu à peu, au fur et à mesure que l'on effectue ces exercices et leur compensation, à mieux se comporter dans cette posture.

Les seconds termes cités après les noms français courants sont les noms originaux des asanas corres-pondants en sanskrit, ceux-ci sont également souvent utilisés en complément par le professeur dans les cours de yoga. En guise de préparation, placez vos éventuels accessoires à portée de main et assurez-vous que vous ne serez pas dérangé par l'extérieur (bruits forts, courants d'air, etc.) pendant votre pratique de yoga. Prenez ensuite votre temps en vous familiarisant avec les différentes postures et en vous calmant progressi-vement. Inspirez profondément par le nez et expirez soit avec plaisir par le nez, soit de manière libératrice par la bouche en poussant un soupir audible. Ne vous souciez pas de votre apparence ou de ce que vous entendez pendant les exercices, mais concentrez-vous uniquement sur vous et votre corps.

Entrez dans les asanas et ressentez les différentes parties de votre corps, les exercices qui vous sont peut-être déjà faciles ou ceux qui nécessitent une pratique régulière. Chaque corps est différent et il n'y a pas lieu de comparer. De même, chaque jour est différent et une pratique matinale peut sembler plus lourde à cause des tendons et des fascias encore raccourcis par le sommeil qu'une pratique le soir, alors que vous avez déjà fait beaucoup d'exercice au quotidien. Faites intuitivement ce qui vous convient le mieux à ce moment-là. Si vous avez l'impression de ne pas pouvoir rester plus longtemps dans une position, faites-vous plaisir et défaites-la.

La pratique du yoga doit vous apporter une valeur ajoutée et il est très important d'écouter votre corps et de ne pas dépasser ses limites. N'hésitez pas à fermer les yeux de temps en temps pour vous écouter pleinement. Accordez-vous un moment d'attention. Le yin yoga n'est pas seulement une activité sportive, mais il doit vous toucher plus profondément, d'une manière spirituelle, en vous mettant à la terre.

1. le papillon assis - Baddha Konasana

La pose appelée papillon est une ouverture douce des hanches. On les retrouve souvent dans le yin yoga. Physiquement, elles sont censées améliorer votre mobilité au niveau des articulations des hanches et contribuer à une posture saine. Sur le plan émotionnel, cette posture vous permet de tout lâcher, de faire table rase du passé et de vous laisser simplement porter par vos émotions.

Version

Asseyez-vous sur votre tapis de yoga et placez la plante de vos pieds l'un contre l'autre devant vous. La distance entre vos pieds et vos fesses est laissée à l'appréciation de votre corps et de votre bien-être. Détendez maintenant vos genoux et laissez-les tomber doucement vers le sol avec l'aide de la gravité. Ensuite, penchez votre torse en avant et laissez votre dos s'arrondir tranquillement. (Remarque : contrairement à d'autres types de yoga, où il est important d'avoir le dos droit et une posture tendue, le yin yoga, comme il le décrit, vous permet de détendre totalement les muscles et de ne pas résister aux exercices avec force ou même effort). Vos mains entourent maintenant vos pieds ou sont posées sur le sol devant vous. Les paumes sont tournées vers le haut. Les yogis et yoginis expérimentés peuvent déjà poser leurs avant-bras et leur tête sur le tapis. Ne vous inquiétez pas s'il y a encore une trop grande distance. Pour soulager votre nuque, vous pouvez également vous aider d'une couverture ou d'un objet similaire que vous posez sur vos pieds ou vos jambes et sur lequel vous posez votre tête. Restez dans cette asana pendant trois à cinq minutes. Laissez passer les pensées et détendez chaque muscle.

Posture de compensation

Après avoir lentement défait la posture, vous en position assise, posez les deux jambes sur le tapis et laissez les genoux s'abaisser alternativement vers le sol à droite et à gauche. Ce mouvement est souvent appelé en plaisantant "essuie-glace". Mobilisez ainsi vos hanches et ressentez l'étirement que vous venez de faire. Vous pouvez placer vos mains derrière vous pour soulager un peu votre dos.

Effets positifs

En pratiquant régulièrement le papillon assis, vous gagnerez en flexibilité au niveau des articulations des hanches et la position assise en tailleur, qui peut être un peu difficile au début, deviendra pour vous une posture détendue dans laquelle vous pourrez par exemple pratiquer la méditation. Le bas du dos et les muscles de l'arrière de la cuisse sont en outre agréablement étirés lors de cette asana. Cet exercice est bénéfique pour la santé en cas de problèmes de vessie et pour les reins. D'un point de vue mental, cette pose représente la légèreté et la beauté, un peu comme un papillon.

2. le papillon couché - Supta Baddha Konasana

Une variante du papillon assis est le papillon couché. Mettez-vous sur le dos. Pliez les deux jambes et laissez les genoux s'abaisser vers l'extérieur. Laissez vos plantes de pieds se toucher. Comme pour le papillon, la distance entre les pieds et les fesses est laissée à votre discrétion. C'est ce qui vous convient le mieux. Si l'étirement est trop important pour vous au début, vous pouvez prendre deux blocs ou coussins et les placer sous vos genoux ou sous l'extérieur de vos cuisses. Posez ensuite vos mains confortablement sur le bas de votre ventre et sentez votre paroi abdominale se soulever et s'abaisser lentement pendant que vous inspirez et expirez profondément et avec plaisir. Votre tête repose lourdement sur le sol pendant l'exercice. Vos yeux sont fermés. Restez dans cette pose pendant environ trois à cinq minutes. Laissez la respiration s'écouler et laissez-vous aller à un doux étirement des articulations des hanches et des aines. La posture d'équilibre et les effets positifs sont similaires à ceux du papillon assis et ont déjà été décrits ci-dessus.

3. la posture de l'enfant - Balasana
Version

La position de départ de cet exercice est la position assise sur les talons. Les genoux sont écartés de la largeur du tapis et les gros orteils se touchent. Le dos des pieds est à plat sur le tapis. Avancez les deux mains en gardant les fesses sur les talons. Si vous avez les genoux sensibles, vous pouvez utiliser une couverture en laine comme support. Posez votre front sur le tapis et transférez le poids de votre corps sur le tapis. Le dos est maintenant tout en longueur et toutes les tensions peuvent être relâchées.

Une variante consiste à prendre les deux bras en arrière et à les placer près du corps. Les paumes des mains sont tournées vers le haut. Les épaules peuvent descendre très lourdement tandis que les omoplates s'écartent. Le front repose également sur le tapis et vous relâchez simplement tous les muscles. Cette modification est encore plus passive que la position de l'enfant décrite ci-dessus, car vous pouvez également

influencer l'étirement de l'épaule en étirant et en tour-
nant légèrement les bras.

Posture de compensation

Pour une simple posture de compensation, allongez-
vous sur le dos et tendez les jambes vers l'avant.
Ressentez les régions de votre corps que vous venez de
solliciter et restez ainsi jusqu'à ce que vous soyez prêt
pour le prochain exercice de yin yoga.

Effets positifs

Vos épaules sont étirées en douceur et le bas et le milieu du dos peuvent être préparés et échauffés pour des
flexions arrière plus difficiles grâce à l'étirement agréable. Cette asana apaise également le cœur, aide à lut-
ter contre la fatigue et les maux de tête et vous permet
de vous calmer presque naturellement.

4. le sphinx - Ardha Bhujangasana (et le phoque)
Version

Pour cet exercice, mettez-vous sur le ventre. Levez une
jambe à la fois et tirez-la vers l'arrière, puis remettez-
la en position tendue. Appuyez-vous sur vos avant-
bras, qui doivent être tournés vers l'avant. Les paumes
des mains reposent sur le tapis et les doigts sont large-
ment écartés. Les majeurs sont dirigés vers l'avant, vers

l'extrémité courte du tapis. Les coudes sont placés juste sous les épaules, qui ont tendance à être plus en retrait.

Les jambes restent jointes et le dos des pieds s'enfonce doucement dans le sol. Laissez votre tête dans le prolongement de la colonne vertébrale afin de soulager votre cou. Restez dans cette position en veillant à ce que le bas du dos ne soit pas tendu. Les fesses restent souples et ne sont pas tendues.

Dans cette posture, activez toutefois votre centre et appuyez légèrement le pubis sur le tapis. Si vous le souhaitez, vous pouvez également pratiquer cet exercice de manière plus dynamique. Pour cela, soulevez un peu plus le haut du corps en inspirant. Restez ainsi un court instant et redescendez un peu plus bas en expirant. Répétez cette séquence environ cinq fois. Pour une variante plus intense du sphinx, poussez les mains plus en avant et appuyez-vous sur les deux mains pour obtenir une flexion arrière plus importante et un étirement plus intense de toute la partie avant. Vous devez faire particulièrement attention au bas du dos, qui est extrêmement sollicité. Cette pose s'appelle maintenant le phoque.

Posture de compensation

La position de l'enfant décrite ci-dessus offre une merveilleuse compensation. Appliquez une pression sur vos mains posées sur le tapis. Prenez votre temps, car le bas du dos doit s'habituer à ce mouvement contraire.

Effets positifs

Cette asana vous aide à soulager les tensions dans le haut du dos. Cependant, comme une forte pression est exercée sur l'abdomen, les femmes devraient éviter de faire cette pose pendant la grossesse. Toute la partie avant du corps est ici étirée et les muscles du dos et des fesses sont renforcés. Le sphinx ouvre le cœur, donne confiance en soi et libère également de l'anxiété.

5. le bébé heureux - Ananda Balasana
Version

Pour cette autre ouverture de la hanche, souvent appelée Happy Baby, venez vous allonger sur le dos et pliez les jambes. Saisissez les bords extérieurs de vos pieds avec vos mains depuis l'intérieur. La plante des pieds est dirigée vers le plafond et les jambes forment un angle de quatre-vingt-dix degrés. Les tibias sont en position verticale. Les genoux tendent vers le tapis et le bas du dos repose entièrement sur celui-ci. Les épaules sont détendues et reposent également sur le tapis. La nuque reste longue et la tête est posée. Poussez doucement vos pieds dans vos mains et, à l'inverse, tirez légèrement vos jambes vers le bas avec vos mains afin de créer un équilibre.

Posture de compensation

Après être resté trois à cinq minutes, allongez-vous simplement sur le dos et ressentez l'exercice.

Effets positifs

Cette posture permet d'étirer intensément les hanches tout en apaisant l'esprit et en luttant contre le stress et la fatigue. L'image d'un bébé heureux vous vient à l'esprit dans cette pose, ce qui rend l'exercice très facile.

6. le dragon - Anjaneyasana
Version

Le dragon est l'une des postures les plus actives du yin yoga. Pour l'exécuter correctement, mettez-vous d'abord à quatre pattes. Amenez ensuite le pied droit vers l'avant entre vos mains. Le genou droit est au-dessus de votre pied et ne pointe pas vers l'avant au-delà de la cheville. Le genou gauche arrière se déplace encore un peu plus vers l'arrière et vous le posez à nouveau sur le tapis. Veillez à ce qu'il n'y ait pas trop de poids sur le genou gauche. Vous pouvez également placer une couverture sous le genou pour le protéger. Placez le pied arrière de façon à ce que la plante du pied repose sur le tapis. Maintenant, laissez le bassin s'abaisser lentement et attentivement et faites l'expérience d'un étirement de la jambe qui a été placée en arrière. Vous pouvez laisser vos mains sur le tapis ou vous appuyer sur votre genou droit. Vous pouvez laisser la tête dans le prolongement de la colonne vertébrale ou l'abaisser légèrement. Restez ici pendant trois à cinq minutes, puis changez de côté.

Variantes du dragon

Prenez la position décrite ci-dessus, mais posez maintenant les deux mains sur l'intérieur du pied avant. Vous pouvez aussi le rapprocher du bord extérieur du tapis, le poser sur le bord extérieur et pousser un peu le genou vers l'extérieur. Si vous souhaitez aller plus loin, placez-vous sur les avant-bras. Ici, en plus de l'étirement, la hanche s'ouvre et la position est un peu plus intense. Une autre variante est le dragon tourné. Pour cela, laissez votre main en appui sur le tapis du côté de la jambe tendue vers l'arrière et placez l'autre main sur le genou du même côté. Maintenant, ouvrez votre torse du côté de la jambe relevée et choisissez votre propre intensité de rotation en appuyant votre main sur le genou ou la cuisse avant. Vous pouvez également augmenter l'intensité en libérant votre main du genou et en l'étirant verticalement vers le haut. Vous pouvez revenir à la position de départ à tout moment.

Posture de compensation

Là encore, une posture idéale pour compenser est celle de l'enfant. Vous pouvez l'adopter aussi bien après l'exercice qu'avant le changement de côté.

Effets positifs

Cette asana peut avoir un effet bénéfique sur les douleurs liées à la sciatique. Elle ouvre également la région des hanches et de l'aine et étire les muscles postérieurs de la jambe et les muscles antérieurs de la cuisse. Il s'agit également de relâcher toutes les tensions et d'offrir un équilibre à nos activités quotidiennes, généralement sédentaires.

7. la chenille - Paschimottanasana
Version

Cet exercice commence en position assise et est également appelé flexion avant assise. Tendez les deux jambes vers l'avant et assurez-vous que vous êtes bien assis sur les deux ischions du tapis. Pour cela, n'hésitez pas à soulever une fois les fesses vers l'arrière avec les mains. Si vous n'êtes pas à l'aise ou si cela vous demande trop d'efforts, asseyez-vous sur un rehausseur, un coussin de yoga ou une couverture en laine roulée. Fléchissez légèrement les genoux et arrondissez le dos vers l'avant. Pour rendre la position plus confortable, vous pouvez également placer une couverture sous les genoux et poser la tête sur un bloc de yoga placé verticalement ou horizontalement. Vous n'avez pas besoin de tirer activement le corps vers l'avant avec les mains, mais vous pouvez laisser la gravité faire son travail. Dans tous les cas, les muscles des jambes sont détendus. Vos mains sont posées de manière détendue le long de vos jambes. Les paumes sont tournées vers le plafond. Vous laissez vos épaules s'abaisser de manière détendue.

Posture de compensation
Placez les pieds sur le tapis pour un mouvement inverse et ramenez les mains au sol derrière vous. Puis déplacez à nouveau les deux genoux alternativement vers la droite et vers la gauche sur le tapis.

Effets positifs

La chenille permet d'étirer en douceur toute la colonne vertébrale, ce qui est bénéfique pour l'ensemble de votre posture.

8. le cygne (endormi) - Rajakapotasana
Version

Pour effectuer la position du cygne, également connue sous le nom de position de la colombe, mettez-vous à quatre pattes. Placez votre pied droit entre vos mains. Déplacez le pied un peu plus vers la gauche et posez doucement le genou et la jambe inférieure sur le sol vers la droite. La jambe gauche est maintenant tendue vers l'arrière et complètement posée. Le dos du pied touche le sol. Appuyez-vous sur vos avant-bras, que vous posez sur le tapis devant le genou droit, et penchez tout le haut du corps vers le sol.

Pour la variante du cygne endormi, posez les deux bras sur le sol et approchez également le front du sol. Si vous choisissez cette variante, revenez d'abord sur les avant-bras au moment de la dissolution de l'asana, restez là quelques instants et dissolvez ensuite la posture.

Posture de compensation

En guise de posture d'équilibrage, venez vous mettre à quatre pattes et déplacez votre colonne vertébrale alternativement dans la posture de la vache et du chat. Pour la vache, creusez légèrement le dos et levez légèrement le regard vers l'avant. Ouvrez ici la zone des vertèbres thoraciques et le cœur. Pour le chat, faites la fameuse bosse du chat et arrondissez le dos autant que possible. Tirez ici le nombril vers l'intérieur et vers le haut. Effectuez cet exercice dynamique lentement, à votre propre rythme et de manière contrôlée. N'hésitez pas à faire ce mouvement inverse avant de changer de côté.

Effets positifs

Cette asana permet d'étirer les fléchisseurs de la hanche, qui sont négligés dans la vie quotidienne en raison d'une posture essentiellement assise.

9. l'escargot - la charrue - Halasana
Version

Commencez cet exercice en position allongée et placez un coussin sous vos fesses. Levez ensuite les jambes vers le haut en position inversée. Les bras restent d'abord le long du corps, les paumes vers le haut, puis ramenez les jambes au-dessus du torse et les pieds au-dessus de la tête. Avec les mains, amenez le coussin plus loin sous votre dos et posez-le à nouveau dessus. Les jambes peuvent être légèrement ouvertes et pliées. Vous pouvez maintenant entourer vos pieds avec vos mains ou les croiser au niveau du creux des genoux. La gravité fait à nouveau son travail et vous pouvez vous laisser aller à l'étirement.

Respirez dans l'étirement du bas du dos et relâchez les épaules. Comme variante, vous pouvez aller plus loin dans la posture de la charrue. Pour cela, ramenez les jambes encore plus en arrière, de sorte que les pieds touchent le sol ou un coussin placé à cet endroit. Vous pouvez soutenir le bas de votre dos avec vos mains. Les genoux descendent vers les oreilles. Restez ici pendant environ trois à cinq minutes et sortez de l'exercice en faisant attention.

Posture de compensation

Allongez-vous à plat sur le tapis et tendez les jambes.
Tendez les deux bras vers l'arrière et posez-les également sur le sol. Prenez ici quelques respirations profondes et ressentez l'exercice de l'escargot ou de la
charrue.

Effets positifs

Cette posture permet d'étirer les muscles des jambes,
de masser les organes internes par compression et de
stimuler la circulation sanguine vers le cœur. Les éventuels blocages de la colonne vertébrale sont éliminés et
l'exercice a un effet harmonisant sur la thyroïde.

10. la selle - Supta Vajrasana
Version

Commencez cet exercice à quatre pattes. Ouvrez maintenant les jambes inférieures un peu plus que la largeur
des hanches et asseyez-vous doucement en arrière. Cet
exercice est très intense pour les genoux et les cuisses.
Si vous sentez déjà des tiraillements à ce niveau, placez
une couverture sur le tapis sur lequel vous vous as-
seyez. Ensuite, ramenez vos bras derrière votre dos et
prenez appui sur le sol tout en vous allongeant lentement et doucement vers l'arrière. Là encore, n'hésitez
pas à utiliser des coussins ou des couvertures pour

réduire l'écart avec le sol et vous permettre de vous allonger.

Une variante de la selle est la demi-selle. Pour ce faire, tendez une jambe vers l'avant, puis allongez-vous vers l'arrière. Après être resté dans cette position, changez bien sûr de côté de la jambe tendue.

Posture de compensation

Pour compenser, allongez-vous sur le dos, sans aucun coussin, et posez les pieds. Bougez à nouveau les deux genoux de manière synchronisée, alternativement vers la gauche et vers la droite. Appréciez le relâchement de cette posture intense et ressentez.

Effets positifs

La selle ouvre la région lombaire et étire les fléchisseurs de la hanche et les muscles de la cuisse. Cette pose est particulièrement bénéfique pour les personnes qui sont souvent debout et qui marchent beaucoup dans leur vie quotidienne.

11. la biche - Jathara Parivartanasana
Version

Asseyez-vous sur le tapis, les pieds posés devant vous. Laissez descendre les deux genoux vers la droite.

Placez le tibia droit de façon à ce qu'il soit parallèle au bord avant du tapis. La jambe gauche est pliée vers l'arrière. Tournez-vous vers la droite avec la colonne vertébrale étirée vers le haut. La main gauche entoure le genou droit et la main droite est posée au sol derrière votre dos, sans serrer. A chaque inspiration, vous devenez encore un peu plus grand et vous continuez à vous redresser. A chaque expiration, vous vous tournez un peu plus vers la droite. Le menton reste tout le temps au-dessus du sternum et n'est pas plus rentré que le haut du corps.

Cette asana peut également être intensifiée. Pour cela, allongez le haut du corps vers la droite, entièrement sur le tapis ou sur une couverture de laine pliée. Placez également le front sur le sol. De plus, l'étirement peut être renforcé en plaçant la jambe arrière plus en arrière.

Posture de compensation

Ici aussi, il est recommandé d'alterner les mouvements de rotation des genoux, c'est-à-dire les essuie-glaces, tout en étant assis sur le tapis et en plaçant les pieds et les mains.

Effets positifs

La rotation du haut du corps favorise la digestion et cette position soulagerait également les troubles généraux de la ménopause.

12. la banane - Bananasana
Version

Allongez-vous sur le dos et étendez les jambes sur le tapis. Mettez les deux mains derrière vous et tendez-les également. Maintenant, déplacez tout votre corps vers le bord droit du tapis, les jambes fermées. Déplacez maintenant le haut du corps et les deux bras vers la gauche de façon à ce que votre corps prenne la forme d'un croissant ou d'une banane sur le tapis. Saisissez ensuite le poignet droit avec la main gauche pour vous étirer davantage de manière contrôlée. Respirez maintenant dans le côté droit de votre corps, qui subit ici un étirement agréable. Changez de côté après environ trois à cinq minutes.

Posture de compensation

Avant le changement de côté et après l'exercice, restez simplement allongé sur le dos pendant quelques respirations et ressentez la rotation et l'étirement.

Effets positifs

La banane, également appelée demi-lune en position debout, ouvre les connexions fasciales latérales et a un effet extrêmement apaisant et équilibrant.

13. le chas de l'aiguille - Sucirandhrasana
Version

Cette asana commence également en position couchée sur le dos. Posez les deux pieds sur le sol. Posez maintenant la cheville droite sur le genou gauche. Saisissez ensuite votre cuisse gauche avec les deux mains et tirez-la doucement vers vous. Le bras droit passe ici comme dans le chas d'une aiguille, d'où le nom de cette posture. Si vous avez soulevé votre torse pour saisir la cuisse, reposez-la lentement sur le sol. Ici aussi, vous pouvez contrôler l'intensité à votre guise en tirant plus ou moins la cuisse gauche vers votre sternum. Avec votre bras droit, vous pouvez également pousser le genou droit plus loin vers l'extérieur, loin de vous. Si vous êtes très entraîné dans cette position et que vous souhaitez aller plus loin, vous pouvez également saisir le tibia droit au lieu de la cuisse. Restez dans cette position pendant trois à cinq minutes, puis changez de côté.

Posture de compensation

Ici aussi, restez bien droit sur le tapis avant le changement de côté et après l'exercice. Vous pouvez également tendre les bras derrière votre tête et vous étirer,
ou poser les pieds un court instant et lever les hanches
pour former un pont. Bougez votre corps intuitivement
et faites ce qui vous fait du bien.

Effets positifs

Le chas de l'aiguille étire les hanches et les muscles fessiers.

14. le lacet - gomukhasana
Version

Mettez-vous à quatre pattes. De là, placez le genou
droit entre les deux mains sur le tapis. Passez la jambe
gauche par-dessus la droite. Ouvrez maintenant les
deux jambes inférieures et placez les fesses sur le sol
entre les jambes inférieures. Penchez maintenant tout
le haut du corps vers l'avant et posez-le sur les jambes.
Vous pouvez arrondir le dos et laisser pendre la tête de
manière détendue. Les mains sont posées sur le tapis
devant les jambes. Vous pouvez également poser les
mains sur les genoux et le front sur les mains ou sur un
oreiller ou une couverture en laine que vous aurez pris

soin d'ajouter. Restez dans cette position pendant environ trois à cinq minutes, puis revenez à la position d'équilibre et changez de côté.

Posture de compensation

Comme simple posture de compensation pour l'asana appelée face de vache dans d'autres types de yoga, allongez-vous à plat sur le dos et ressentez l'intense étirement.

Effets positifs

Cette pose active les muscles fessiers latéraux et détend la région du bas du dos. De plus, les organes internes - la bile, le foie et les reins - sont stimulés.

15. la grenouille - Bhekasana
Version

Pour effectuer cette asana, placez une couverture de laine pliée en longueur en travers du tapis afin de rembourrer vos genoux. Ensuite, mettez-vous à quatre pattes et écartez vos genoux le plus possible sur la couverture. En même temps, tendez les bras vers l'avant le long du sol. Vous devez d'abord garder les pieds l'un contre l'autre et laisser les fesses entre les jambes. Dès que vous sentez l'étirement à l'intérieur des cuisses, vous pouvez écarter davantage les pieds. Abaissez maintenant aussi un peu plus le haut du corps vers le bas et retrouvez la posture intense de la grenouille.

Posture de compensation

Ici, la position de l'enfant est le mouvement inverse. Les jambes sont fermées et les genoux sont rapprochés. Ressentez la position de la grenouille et prenez quelques respirations profondes.

Effets positifs

Cette asana est une ouverture intense de l'intérieur des jambes et peut aider à harmoniser les humeurs émotionnelles et impulsives. Elle stimule également l'estomac, la rate et les reins.

16. la position des orteils - Vadrasana
Version

La position de départ est à nouveau la position à quatre pattes. Placez les orteils des deux pieds et commencez à redresser lentement le haut du corps pour vous asseoir doucement avec les fesses sur les talons. Cet étirement inhabituel des orteils peut être assez intense. N'allez pas plus loin que ce que vous pouvez tenir pendant quelques minutes.

Posture de compensation

Soulevez les fesses et basculez progressivement les orteils de manière à ce que le dos des pieds soit à plat sur le tapis. Revenez lentement sur vos talons. Cela ne vous fait pas beaucoup de bien ? Respirez l'asana que vous venez de faire.

Effets positifs

Certains fascias convergent vers les pieds, qui sont stimulés par cette pose. Les pieds et les orteils sont également assouplis et, selon les adeptes du tao yoga, "une personne aux orteils ouverts a aussi l'esprit ouvert".

17. la libellule - Upavishta Konasana
Version

Cette posture commence en position assise. N'hésitez pas à placer une couverture pliée sous vos fesses pour vous asseoir plus droit. Ensuite, écartez les jambes le plus possible et penchez le torse vers l'avant. Si l'étirement n'est pas suffisant, essayez d'abord de placer les avant-bras parallèles vers l'avant, puis éventuellement de poser le front sur le sol.

Vous pouvez également pratiquer la libellule sur le mur. Pour cela, vous avez besoin d'une surface murale pas trop froide et suffisamment large pour y étendre les jambes. Placez le tapis de yoga contre le mur, à angle droit et dans le sens de la longueur. Cela signifie que le côté court du tapis de yoga est contre le mur. Asseyez-vous maintenant sur le côté contre le mur et allongez-vous sur le dos. Montez ensuite les jambes contre le mur et rapprochez les fesses du mur. Gardez d'abord les pieds fermés et alignez une nouvelle fois votre corps en ligne droite. Posez les bras confortablement sur le sol ou sur le bas du ventre.

En expirant, laissez simplement vos jambes étendues et écartées glisser vers le bas le long du mur. Procédez lentement et avec précaution. Détendez-vous maintenant dans la position dans laquelle vous pouvez rester plus longtemps et respirez profondément dans cette ouverture de la hanche. Restez ici pendant trois à cinq minutes au total et remarquez qu'avec le temps, votre écart devient de plus en plus profond. Faites le plein d'énergie dans cet exercice et prenez votre temps lorsque vous quittez la position.

Posture de compensation

Faites l'expérience de ce merveilleux exercice en vous allongeant simplement sur le dos pendant quelques respirations. Après la libellule sur le mur, n'hésitez pas à poser les pieds et à laisser les genoux s'abaisser alternativement à gauche et à droite. Cette petite mobilisation des articulations de la hanche doit être effectuée en douceur, car le dérapage représente un étirement intense.

Effets positifs

La libellule ouvre les hanches et les aines et étire l'intérieur des cuisses. Elle stimule le foie, les reins ainsi que la vessie et libère une grande quantité d'énergie.

18. l'ouverture du cœur - anahatasana
Version

Commencez à quatre pattes. Tendez les bras vers l'avant et posez les deux paumes des mains sur le sol. Abaissez ensuite le haut du corps et posez votre front sur le tapis. Les hanches restent au-dessus des genoux. Si vous n'arrivez pas à poser votre front sur le sol, vous pouvez le poser sur vos paumes de main superposées ou sur vos poings empilés. Cela permet de réduire la distance au sol. Mettez-vous dans une position confortable et pratique pour vous et restez-y pendant trois à cinq minutes. Prenez de profondes respirations et laissez le haut du corps s'abaisser un peu plus à chaque expiration. Pour une variante tournée de l'ouvre-cœur, tendez le bras droit vers l'avant et enfilez le bras gauche loin sous l'aisselle droite. Posez ensuite le bras gauche sur le sol, paume vers le haut, et votre tête sur la tempe gauche sur le tapis.

Posture de compensation

Avant le changement de côté et après l'exercice, il est préférable de se mettre dans la position de l'enfant pour compenser. Pour cela, placez les bras en arrière le long du corps, les paumes vers le haut. Le dos peut s'arrondir et faire un mouvement contraire à celui que vous venez d'effectuer.

Effets positifs

L'ouverture du cœur étire les épaules et équilibre l'espace cardiaque. Il s'agit d'une flexion dorsale légère pour le milieu et le bas du dos, qui échauffe en douceur.

19. le pont d'épaule (soutenu) - Setu Bandha Sarvangasana
Version

Commencez cette asana en position couchée sur le dos. Placez vos pieds sur le tapis, à largeur de hanches. Rapprochez vos talons le plus possible de vos fesses.

Les bras sont placés le long du corps. Appuyez fermement les pieds dans le sol et soulevez lentement le bassin. Roulez vers le haut, vertèbre par vertèbre. Vous pouvez rester ici et maintenir le bassin aussi haut que possible. Les bras sont également enfoncés dans le sol. Les genoux ne doivent cependant pas être écartés, mais plutôt maintenus ensemble de manière énergétique.

Une variante consiste à croiser les mains sous les fesses et à tendre les bras vers l'avant. Rapprochez les omoplates et rapprochez les bras de manière à ce que vous reposiez sur vos épaules plutôt que sur votre dos entier. Pendant ce temps, gardez toujours le bassin dans la position la plus haute. Les fesses restent détendues et la nuque est longue. Restez ainsi pendant trois à cinq minutes, puis décollez les talons du sol et redescendez sur le tapis, vertèbre par vertèbre.

Posture de compensation
Pour compenser, venez en position dorsale simple et ressentez l'étirement précédent pendant quelques respirations.

Effets positifs

Toute la partie avant de votre corps est étirée et votre colonne vertébrale devient plus souple. Cette merveilleuse flexion arrière ouvre le cœur et, en étirant la colonne vertébrale thoracique et la cage thoracique, elle agit comme un régulateur efficace de l'humeur.

20. le chameau - Ustrasana
Version

Agenouillez-vous sur votre tapis pour la pose du chameau. Les cuisses et les jambes sont fermées et les pieds se touchent. Le dos des pieds repose à plat sur le tapis. Placez maintenant les paumes de vos mains sur votre sacrum et poussez vos hanches vers l'avant. Le bas du dos est protégé en contractant vos abdominaux. A chaque inspiration, vous étirez votre colonne vertébrale dans le sens de la longueur et à chaque expiration, vous penchez doucement votre torse vers l'arrière pour ouvrir la zone des vertèbres thoraciques. Dès que vous le pouvez dans cet étirement, placez vos mains l'une après l'autre sur vos talons respectifs. Pour faciliter et raccourcir les trajets, vous pouvez relever vos orteils, ce qui devrait vous permettre de les atteindre plus facilement avec les mains. La tête reste dans le prolongement de la colonne vertébrale et ne s'étend pas vers l'arrière.

Posture de compensation

Allongez-vous sur le dos et pliez les deux jambes pour faire le mouvement inverse. Saisissez vos genoux avec les deux mains et balancez-vous doucement sur le bas du dos d'un côté à l'autre ou faites de petits mouvements circulaires, puis changez de sens de rotation.

Effets positifs

Le chameau est une version de la flexion arrière qui étire et renforce la colonne vertébrale et les muscles du dos, ce qui peut soulager et prévenir les douleurs dorsales. De plus, cette position très ouverte permet de relâcher les tensions, de stimuler les organes abdominaux et de réduire le stress.

21. la queue de chat - Marjarasana
Version

Commencez ici en vous allongeant sur le côté droit. Vous pouvez poser la tête dans la main du bras droit appuyé ou sur le bras supérieur couché. C'est ce qui est le plus confortable pour vous. Mettez la jambe gauche en avant et posez-la sur le tapis en la pliant. Pliez la jambe droite vers l'arrière et saisissez le pied droit avec votre main gauche. Poussez ensuite l'épaule gauche un peu plus loin vers l'arrière de manière à effectuer une rotation confortable. Restez dans cette douce rotation de la queue du chat pendant trois à cinq minutes.

Posture de compensation

Avant de changer de côté et après l'exercice, tendez longuement les bras et les jambes pour réaligner la colonne vertébrale. Ressentez et prenez quelques respirations profondes.

Effets positifs

Cette asana étire les muscles antérieurs de la cuisse et les fléchisseurs de la hanche et constitue ainsi un bon contre-mouvement pour les flexions en avant ou même une posture essentiellement assise dans la vie quotidienne.

22. le carré - samachaturasana
Version

Pour la position du carré, asseyez-vous en tailleur, dans une position confortable pour vous. Les pieds peuvent être posés l'un sur l'autre ou l'un derrière l'autre sur le tapis. Étirez-vous vers le haut et allongez la colonne vertébrale. Maintenant, avancez les deux mains sur le tapis et placez les avant-bras parallèlement. Si possible, posez votre front sur le tapis ou sur un coussin. Gardez le dos droit pendant l'exécution.

Posture de compensation

Pour faire le mouvement inverse, allongez-vous sur le dos et posez les pieds. Abaissez ensuite les deux genoux en alternance sur le côté gauche et le côté droit. Vous mobilisez ainsi l'articulation de la hanche et la rééquilibrez.

Effets positifs

Le carré étire l'ensemble de votre dos et de vos épaules. Il ouvre les hanches et l'aine et vous redonne de l'énergie.

23. la position accroupie - malasana
Version

Exceptionnellement, cette asana commence en position debout. Ouvrez les pieds à la largeur des hanches, les orteils légèrement vers l'extérieur et les talons plus vers l'intérieur. Fléchissez maintenant les genoux pour vous accroupir. Si vous décollez les talons du sol, vous pouvez placer une couverture sous ceux-ci pour vous aider. Placez maintenant vos deux mains devant le cœur en position de prière, c'est-à-dire les paumes l'une contre l'autre et le bout des doigts vers le haut, et appuyez doucement avec les coudes contre l'intérieur des cuisses. Vous pouvez ainsi déterminer vous-même l'intensité et l'adapter à vos besoins pendant l'exercice. Soulevez maintenant la poitrine et tirez les épaules vers l'arrière de manière à ce que le dos soit droit. Vous pouvez ainsi savourer l'ampleur de l'avant du torse et rester accroupi pendant trois à cinq minutes.

Posture de compensation

Pour compenser cette ouverture des hanches, allongez-vous sur le dos et écartez vos pieds de la largeur d'un tapis. Maintenant, laissez tomber les deux genoux l'un vers l'autre en forme de x et prenez quelques respirati-ons profondes.

Effets positifs

En faisant cette pose, vous renforcez les muscles tibi-aux antérieurs et ouvrez les hanches et l'aine. Vous a-méliorez ainsi votre équilibre et Malasana a également un effet stabilisateur et apaisant sur l'esprit.

24. le crocodile - Makarasana
Version

Cette pose est commencée en position couchée sur le dos. Posez vos bras sur le sol à hauteur des épaules, perpendiculairement à votre corps, à plat et tendus. Les paumes de vos mains touchent le sol. Placez maintenant vos deux pieds sur le tapis et laissez vos deux jambes s'abaisser vers la droite. Les jambes restent ici fermées. Essayez de garder à la fois l'épaule gauche et le genou droit sur le sol. Pour intensifier la rotation, regardez vers la gauche en direction de votre main gauche. Dans cette posture, faites attention au bas du dos, qui fait l'objet d'une attention particulière. Restez allongé dans cette asana pendant trois à cinq minutes et prenez quelques respirations profondes.

Vous pouvez également étendre la jambe du haut pour renforcer l'étirement. De même, vous pouvez adapter l'exercice en plaçant votre main opposée sur la jambe ou le genou et en laissant la gravité seule vous aider ou en la poussant doucement vers le sol.

Posture de compensation
Étendez les deux jambes et placez les bras près du corps. En position dorsale simple, ressentez la rotation, puis changez de côté. Après cet exercice, on adopte

souvent la posture de repos finale, shavasana, pour terminer la pratique du yoga.

Effets positifs

Cet exercice, qui est un exercice de rotation intense, stimule la désintoxication du corps. Il permet également de relâcher les tensions et de maintenir la flexibilité de la colonne vertébrale. Cette asana apaise le système nerveux et est volontiers prise à la fin d'une séance de yin yoga pour conclure en douceur. Le stress est réduit et le calme et la force peuvent s'installer dans l'esprit.

25. la posture de relaxation du dos - Shavasana

Les yogis et les yoginis terminent toutes leurs séances de yoga par cette asana, qui se traduit littéralement en sanskrit par la posture du mort. Il ne s'agit donc pas d'une posture de yin yoga pure, mais plutôt d'une posture finale commune à tous les types de yoga pour terminer la pratique du yoga. Dans cette relaxation finale, l'énergie activée par les exercices précédents est répartie dans tout le corps, qui se calme une dernière fois et atteint un état de relaxation absolue.

Version

Pour Shavasana, vous êtes allongé sur le dos. Pour poser le bas du dos en extension, posez d'abord les deux pieds sur le tapis. Soulevez ensuite brièvement les fesses et déplacez-les le plus loin possible vers les pieds pour les reposer.

La colonne vertébrale lombaire a maintenant gagné en longueur maximale. Reposez ensuite les deux jambes au sol, de la largeur d'un tapis. Soulevez les jambes l'une après l'autre pendant un moment et tendez-les, talon en avant, pour les reposer ensuite. Laissez tomber les pieds vers l'extérieur. Pour ouvrir la poitrine, rapprochez une fois vos omoplates, puis relâchez toute la zone des épaules.

Tendez également vos bras l'un après l'autre en direction de vos pieds et posez-les pas trop près, mais le long de votre corps. Les paumes des mains sont tournées vers le haut. Tournez maintenant votre tête lentement et attentivement de gauche à droite et de droite à gauche plusieurs fois. Lorsque vous l'avez replacée au centre et que vous avez légèrement ramené le menton vers la poitrine pour allonger le cou, toute votre colonne vertébrale est alignée sur le sol. Si vous avez des problèmes dans le bas du dos, n'hésitez pas à placer vos pieds à la largeur d'un tapis et à laisser tomber vos genoux en forme de x l'un vers l'autre.

Cette description est assez longue, car vous finissez par être "simplement allongé sur le dos", mais le fait de poser consciemment et correctement les différentes parties du corps est pertinent et soutient cette posture, grâce à laquelle vous atteindrez la pure détente.

Lâchez tout maintenant. Fermez les yeux. Donnez plus de poids au sol à chaque respiration et sentez-vous de plus en plus lourd. Sentez votre corps toucher le sol avec la plus grande surface possible et vous ancrer sur le tapis. Laissez ensuite la respiration s'écouler et aller naturellement, sans y penser. De même, les pensées défilent et toute pression ou tension disparaît. N'hésitez pas à rester dans cette merveilleuse posture jusqu'à dix minutes. Si vous sentez que vous voulez sortir de Shavasana, faites-le doucement. Commencez par reprendre une respiration profonde et consciente. Commencez à bouger vos doigts, vos mains, vos orteils et vos pieds.

Faites des mouvements circulaires et enfin, étirez vos bras et vos jambes et allongez-vous. Ici, tout est permis et vous faites les mouvements qui vous font intuitivement du bien. Ensuite, asseyez-vous, de préférence en tailleur, les yeux fermés.

Une fois de plus, levez vigoureusement les deux bras sur le côté. Joignez les paumes des mains au-dessus de votre tête et adoptez cette posture de prière vers l'avant devant votre cœur. Remerciez votre corps et vous-même pour cette merveilleuse pratique de yoga que vous venez d'effectuer et ressentez l'énergie dans votre corps, votre esprit et votre âme.

FLUX DE YIN YOGA

Une séquence de yoga est généralement divisée en trois phases. Vous commencez par une brève arrivée sur le tapis. Cela signifie que vous placez votre tapis de yoga et tous les accessoires dont vous pourriez avoir besoin à portée de main et que vous éliminez les facteurs de perturbation extérieurs. Ensuite, asseyez-vous en tailleur et levez vigoureusement les deux mains sur les côtés.

Inspirez profondément et, en expirant, placez vos mains en position de prière devant votre cœur. Cela peut être une bonne façon de commencer une séance de yoga et de vous concentrer sur vous-même et votre corps. Vous pouvez aussi commencer par faire abstraction du stress quotidien en vous allongeant sur le dos pendant quelques minutes et en fermant les yeux.

Ensuite vient la partie principale, dans laquelle des asanas spécifiques sont pratiquées. L'ordre est laissé à la discrétion de chacun ou peut être repris d'un plan prédéfini. Cette partie prend le plus de temps, mais il n'est pas nécessaire d'aller jusqu'à une heure pour obtenir des résultats. Même un petit nombre d'exercices et un temps de pratique plus court ont un effet, en particulier sur l'équilibre, car vous avez activement pris du temps pour vous. Mais les séances de yin yoga peuvent parfois durer jusqu'à deux heures, car comme vous l'avez appris, chaque asana est maintenue pendant quelques minutes et une posture de compensation entre les deux prend également du temps. Vous êtes donc libre de gérer votre temps et de pratiquer votre yoga de manière flexible chaque jour. A la fin, la relaxation finale, shavasana, vous amène à la détente totale et distribue dans tout le corps l'énergie spirituelle et physique acquise par les asanas effectués. Vous êtes ramené à la vie quotidienne et terminez votre pratique de yoga pour aujourd'hui. Nous espérons que vous retrouverez bientôt votre tapis de sol !

EXEMPLE DE SÉQUENCE DE YIN YOGA ET D'HABITUDE

Vous trouverez ci-dessous un exemple de séquence de yoga complète.

Maintenant que vous avez découvert les différentes asanas du yin yoga, voici un flux possible de yin yoga, c'est-à-dire une séquence d'asanas qui peuvent être pratiquées à la suite. En principe, les asanas individuels sont des éléments qui peuvent être utilisés dans n'importe quel ordre pour former une séance de yoga. Comme ils ciblent et stimulent différentes régions du corps et qu'ils agissent différemment sur l'esprit, vous pouvez les choisir en fonction de la situation et de votre humeur du moment ou en fonction de la zone de votre corps qui a besoin d'un peu plus d'attention. Vous pouvez également le découvrir en pratiquant la pleine conscience et en écoutant votre corps. Il est préférable de lire l'ordre des asanas et de revenir sur la façon de les exécuter correctement afin de tirer le meilleur parti et la plus grande détente de cette séquence de yin yoga. Prenez ensuite le temps de mettre vos outils à portée de main et d'arriver sur le tapis. Commencez ensuite à pratiquer les asanas dans l'ordre.

Séquence de yin yoga :

1. L'ouvreur de cœur

2. Le cerf (à droite et à gauche)

3. La libellule

4. Le dragon (à droite et à gauche)

5. La banane (droite et gauche)

6. Le Sphinx

7. La posture de l'enfant

8. Shavasana

Remerciez-vous ensuite d'avoir pris le temps de faire du bien à votre corps et à votre esprit. Comment était-ce - la première pratique du yin yoga ? N'est-ce pas merveilleux de prêter autant d'attention à son corps et d'étirer et de ressentir des zones souvent négligées dans la vie quotidienne ? Que diriez-vous d'en faire une habitude quotidienne ? En fonction de la structure de votre vie quotidienne, vous pouvez pratiquer réguli-èrement le yin yoga le matin au réveil ou le soir avant de vous coucher, ou encore comme pause déjeuner dans votre bureau à domicile, ce qui deviendra une ha-bitude au plus tard - selon des études scientifiques - après 66 jours. Il est même probable qu'il vous manquera quelque chose si vous n'avez pas le temps ou l'envie de faire des mouvements sur le tapis de yoga.

Tout est un - et l'Un est éternel

Le yoga comme immersion spirituelle dans le moi. Être pleinement présent à soi-même. Être dans le moment présent. Faire abstraction de tout ce qui vous entoure et se concentrer sur votre corps, votre esprit et votre âme. Cela vous semble trop beau pour être vrai ou pour devenir vrai ? Pourtant, cet état peut s'apprendre. En pratiquant régulièrement le yin yoga, vous vous en rapprochez et, si vous vous y engagez, vous pouvez même l'atteindre. Tout est un - et l'Un est éternel. Ces mots sont destinés à vous motiver à pratiquer différentes asanas, et ainsi à créer votre propre séance de yin yoga. Au début de votre pratique du yoga, il se peut bien sûr que les asanas de yoga décrites précédemment ne soient pas toutes parfaitement réalisables immédiatement ou que l'envie de faire de l'exercice physique s'estompe rapidement. Mais n'oubliez pas : aucun maître n'est encore tombé du ciel.

Pour cela, il faut de la patience et de la sérénité, ainsi que la volonté de se faire du bien. Prenez le temps de vous occuper de vous et de votre corps et vous découvrirez rapidement les effets positifs que la pratique du yoga a sur votre quotidien.

Laissez le monde extérieur de côté le temps qu'il vous faut et concentrez votre attention sur vous-même et en vous-même. Vous pourrez ainsi vous détendre et réduire le stress et les soucis qui vous entourent.

Vous pouvez continuer à adopter et à pratiquer les outils énumérés au début, tels que les bains relaxants, la lecture, les tisanes calmantes, la lavande, la marche et la respiration. La respiration en particulier est très proche de la pratique du yin yoga. Cependant, vous n'en aurez plus besoin pour vous calmer et vous reconnecter à la terre, car cela se fera naturellement après une pratique régulière du yoga.

C'est dans le calme que réside la force. Donnez-vous le temps de vous immerger dans ce nouveau monde et sentez le succès dans votre propre corps et esprit.

Dans cette optique, restez toujours détendu.